Mohamed Ali Elnur
Mohamed Medani

X-Smart Science(3) Cão amigo ou inimigo

Mohamed Ali Elnur
Mohamed Medani

X-Smart Science(3) Cão amigo ou inimigo

ScienciaScripts

Imprint

Cover image: www.ingimage.com

This book is a translation from the original published under ISBN 978-620-2-31302-5.

Publisher:
Sciencia Scripts
is a trademark of
Dodo Books Indian Ocean Ltd. and OmniScriptum S.R.L publishing group

120 High Road, East Finchley, London, N2 9ED, United Kingdom
Str. Armeneasca 28/1, office 1, Chisinau MD-2012, Republic of Moldova, Europe
Printed at: see last page
ISBN: 978-620-7-95089-8

DEDICAÇÃO

sentido de reconhecer este feito científico sem qualquer outra inclinação que não a honestidade.

PREÂMBULO:

A ligação entre o homem e o cão remonta aos primeiros tempos históricos, mas hoje em dia as pressões da vida moderna são cada vez maiores e, à medida que as selvas de cimento se desenvolvem, o modo de vida avança diariamente e o cão torna-se parte da família na vida moderna do zoo humano. Nas comunidades rurais, onde a agricultura e o pastoreio são as principais actividades, o cão continua a ser um pastor e caçador.

Os seres humanos beneficiam dos seus cães em várias áreas da vida, e esta interação pode ser perturbada por doenças ameaçadoras. Algumas doenças zoonóticas, que são doenças transmissíveis, podem ser adquiridas através do contacto sexual entre os seres humanos e os seus animais de companhia. Estas doenças são transmitidas através do contacto direto e outras através do contacto com sémen, fluido vaginal, urina, saliva, fezes e sangue de animais.

O sexo com animais é de alto risco e as pessoas que praticam bestialidade devem considerar cuidadosamente o seu risco relativo com cães.

A mordedura é um poderoso meio de transmissão de infecções. Muitos animais mordem como parte da excitação sexual, dos preliminares e da defesa. A saliva dos animais contém muitas bactérias, e o cão raivoso, em particular, segrega o vírus na sua saliva, o que lhe permite transmitir a doença aos seres humanos ou aos animais.

Esta obra trata de doenças caninas e de cães em particular, e o seu título não é necessariamente um contrainterrogatório, podendo o leitor fazer o seu próprio juízo sem qualquer obrigação ou preconceito.

OBRIGADO à Lambert academic publishing por ter tornado possível o terceiro volume da minha série X-smart science, e agradeço aos editores Prof Osman Mansour e Dr Mohamed Madeni Eltayeb pelo seu apoio técnico e ao Dr Mirghani Gamar pela sua ajuda logística

O CÃO:

O cão doméstico é uma subespécie do lobo cinzento, do qual existem dois tipos: o cão doméstico e o cão selvagem. Os caçadores humanos já tinham domesticado o cão e utilizavam-no mais como companheiro de caça e guardião do que como fonte de carne. A palavra cão refere-se a um cão macho e cadela a uma cadela.
Na taxonomia, o cão é classificado da seguinte forma:
Reino :Animalia
Estirpe:Chordata.
Classe:Mamíferos.
Ordem: Carnívoros
Família: Canidae
Género: Canis.
Espécie: C. lupus.
Subespécie: C.L. familiaris.
As raças de cães são uma construção humana que remonta a várias centenas de anos de seleção morfológica e comportamental. O termo cão inclui também outras espécies caninas, por exemplo, o lobo, o chacal, o cão selvagem africano, a raposa, o cão do mato e o cão-guaxinim.
A palavra inglesa dog deriva do inglês médio dogge e do inglês antigo docga.
Em 1753, Carl Linnaeus, o fundador da taxonomia biológica moderna, enumerou a palavra latina canis para cão entre as espécies de quadrúpedes que conhecia.
Existem provas claras de que o lobo cinzento é o antepassado comum de todas as raças de cães domésticos. Em 1993, o cão doméstico foi reclassificado como Capris lupur familiaris - uma subespécie do lobo cinzento Canis lupus.
O cão doméstico, com o seu comportamento complexo, favoreceu a sua relação com o homem, e a longa tradição de caça desenvolveu o engenho e um sistema de entreajuda. Atualmente, supõe-se que a domesticação do cão ocorreu há 15.000 anos e que o cão doméstico foi posteriormente reconhecido pela população.

O PAPEL DOS CÃES:

Os cães domésticos beneficiam de muitas formas da convivência com os seres humanos, por exemplo, através da segurança, da

disponibilidade de alimentos e da oportunidade de se reproduzirem, e os seres humanos beneficiam da convivência com os cães.
Os cães são utilizados para a caça devido ao seu olfato apurado, e esta caça cooperativa é um fator importante na domesticação dos cães.
Os cães são mantidos como animais de estimação pelas elites, e esta atividade tem uma longa história. Os papéis funcionais dos cães incluem a guarda, brincar com as crianças e passear para muitos donos.
Os cães têm um maior apoio emocional dos seus cuidadores humanos e acredita-se que os cães moldam ativamente o estatuto da família.
Uma vasta gama de produtos valoriza a companhia dos cães, por exemplo, perfumes para cães, mobiliário de alta costura e casas com serviços exclusivos de saúde e treino.
Outras tarefas de rotina incluem limpar os pratos lambendo-os e trazer o jornal do prado.
Em 2009-2010, um inquérito realizado nos EUA estimou que 77,5 milhões de pessoas têm um cão como animal de estimação, e as estatísticas mostram que o número de animais de estimação do sexo feminino e masculino é igual. Os cães foram criados para pastorear gado, caçar roedores, seguir animais exóticos, puxar cargas e servir de companhia.
LAIKA" foi a primeira cadela a orbitar a Terra em 1957. Os cães desempenham um papel importante nas exposições desportivas e de criação.
A carne de cão é muito procurada em alguns países da Ásia Oriental, como a Coreia, a China e o Vietname, e estima-se que 13 a 16 milhões de cães são mortos e consumidos na Ásia todos os anos. Acredita-se que a carne de cão melhora a retenção de calor durante os meses de verão. Nalguns países, comer carne de cão é considerado tabu, enquanto nos países muçulmanos é proibido.
Estima-se que 4,7 milhões de pessoas sejam mordidas por cães todos os anos e, entre 1980 e 1990, foram registadas 17 mortes nos EUA, sendo as crianças mordidas com particular frequência. Em 2003 e 2004, registaram-se 5868 ataques de cães a humanos no Reino Unido.
Os cães são utilizados juntamente com outros animais como parte da terapia em instalações de saúde mental.
Foi estabelecido que a frequência da audição é mais elevada do que a dos seres humanos e que os cães podem percecionar sons muito para além do limite superior da audição humana, desempenhando o

movimento das orelhas do cão um papel importante a este respeito. Até à data, os cães conseguem identificar uma fonte sonora muito melhor e mais rapidamente do que os humanos.
A esperança de vida de um cão é estimada em 10-13 anos.

REPRODUÇÃO:

A idade de maturidade sexual é de 6 a 12 meses, tanto para as fêmeas como para os machos. A fêmea passa pelo seu ciclo de cio de dois em dois anos e está pronta para a cópula no pico do ciclo. Os ovos da fêmea permanecem durante algum tempo após a ovulação e têm a oportunidade de acasalar com muitos machos selecionados. A fecundação ocorre 2 a 5 dias após a conceção e os embriões desenvolvem-se e fixam-se no útero. A cadela carrega as suas ninhadas durante 58-63 dias e a ninhada média é constituída por 6 cachorros e algumas raças produzem até 12 cachorros.

NEUTERING(casteration):

Trata-se da esterilização de animais através da remoção dos testículos nos machos e dos ovários e do útero nas fêmeas, com o objetivo de reduzir o desejo sexual. Esta operação é efectuada em clínicas de pequenos animais por veterinários profissionais.
O ladrar dos cães continua a ser um meio de comunicação e um sinal de alerta. Os cães são adaptativos na medida em que têm uma predisposição para mostrar uma inteligência social que é invulgar noutros animais.(Ref.:6-7-37-23-36-24-47- 30-31-34- 35-41-48-8-2527)

ECOLOGIA DA RAIVA:.

Este artigo foi apresentado para os meus estudos DVSM na Universidade de Edimburgo - Royal DICK School for veterinary medicine em 19721973. Efectuei as alterações necessárias para o tornar mais acessível aos leitores.
A ecologia é o estudo das relações e interações entre um produto biológico e o seu ambiente, pelo que a ecologia animal é um ramo de várias ciências. O ambiente continua a ser a matriz das circunstâncias físicas, biológicas e sociais em que esta interação complexa tem lugar.
A epidemiologia, que descreve a frequência de uma doença numa determinada população em função do tempo e do local, é atualmente uma aplicação especial da ecologia.
Em geral, a ecologia é a ciência do habitat. Por conseguinte, a ecologia

da raiva diz respeito à relação entre a doença e o meio geográfico
A raiva é uma doença infecciosa aguda causada por um vírus neurotrópico e tem a taxa de mortalidade mais elevada de todas as doenças humanas. Pensa-se que a doença se limita aos cães, mas também ocorreu em carnívoros selvagens. A doença afecta todos os animais de sangue quente e é geralmente transmitida de animal para animal e de animal para humano através de mordeduras.
É uma das doenças mais antigas conhecidas pela humanidade. No Código de Hammurabi, da antiga Babilónia, no século XXIII a.C. O seguinte extrato pode ser encontrado e lido no século XXIII a.C.
"Se um cão for louco e as autoridades tiverem chamado a atenção do dono para esse facto - e se este não o prender e ele morder uma pessoa e lhe causar a morte, o dono deve pagar uma multa de 40 siclos de prata e se morder um escravo, a multa é de 15 siclos de prata?
[rd]A doença nos animais foi descrita por Demócrito no século V a.C. e por Aristóteles no século III a.C. Callus fez uma descrição pormenorizada da doença em 100 d.C., salientando que tanto os seres humanos como os animais são susceptíveis de a contrair, e recomendou a cauterização da ferida infligida por uma mordedura de cão.
A raiva tem continuado a afetar a saúde pública, a economia agrícola e as populações de animais selvagens em países de todo o mundo. Apesar do seu enraizamento em grande parte da população civilizada, não é uma doença com a qual aprendemos a viver. O facto de a doença terminar inevitavelmente numa morte agonizante tornou-a uma das doenças humanas mais temidas. Este medo é exacerbado pelo facto de as desagradáveis e dispendiosas vacinas que são indicadas uma vez estabelecida a exposição nem sempre serem realizadas em segurança.

ANO	Distritos afectados	Número de casos
1894	17	284
1895	29	672
1896	41	438
1897	30	151

1898	10	17
1899	4	9
1900	2	6
1901	-	-
1902	4	13
1903	zero	zero

PROPAGAÇÃO DA DOENÇA:

A doença encontra-se em todos os continentes, com exceção de alguns Estados insulares e outros países onde foi erradicada devido a medidas de controlo restritivas e ao desenvolvimento de procedimentos de diagnóstico e vacinação eficazes. Os seguintes países e territórios declararam estar livres da raiva em 1969.

África: território francês de Avers-Gabun e Lesoto.

América: Guam-Jamica-Urguai e outras Ilhas Virgens

Ásia: Brunei-China-Hong Kong-Japão-Malásia-Singapura-

Europa: Chipre-Finlândia-Gibraltar-Irlanda-Países Baixos-Noruega-Portugal-Espanha-Suécia-Reino Unido e Jugoslávia.

Oceânia:Austrália- Figi-Nova Zelândia.

RABIES IN EUROPE® (com especial atenção para a Grã-Bretanha).

A doença está associada aos cães e estes são a fonte mais comum de infeção humana. Na Europa, os surtos ocorrem em cães domésticos e selvagens, seguidos de infecções secundárias numa vasta área de seres humanos e animais, que podem ser precedidas de epizootias em raposas, lobos e texugos.

É evidente que a doença é muito comum em carnívoros selvagens na Alemanha e em cães e gatos na Turquia.

Raiva na Grã-Bretanha antes de 1963:

A primeira tentativa de combater a raiva a nível nacional foi feita em 1831, quando foi redigido um projeto de lei para evitar a loucura canina. Em 1903, a doença parecia ter sido erradicada. O quadro seguinte mostra a incidência da doença no período de 1894-1903.

O regulamento sobre o açaime entrou em vigor em 1897.
O primeiro caso de raiva é confirmado em 1848.
O surto da doença no Reino Unido, em 1918-1922, foi causado por um cão introduzido clandestinamente por um soldado que regressava ao país. Foram confirmados os seguintes casos: 312 cães - 8 bovinos - 2 ovinos - 3 suínos - 3 equinos, e não há relatos de propagação na natureza.
Nos anos 1886-1903, 173 pessoas morreram de raiva, 3056 animais e 259 veados - o único animal selvagem afetado.
Quanto às raposas, é evidente que a sua população aumentou significativamente com a importação de milhares de raposas da Europa Ocidental. [th]No século XIX, a raiva nos cães era sobretudo um problema urbano e as raposas podem ter contraído a doença através do contacto com cães raivosos. Na Grã-Bretanha, a doença pode ter surgido na natureza e depois ter desaparecido.
Nos últimos 25 anos, foram confirmados 8 casos de raiva humana em Inglaterra, mas a infeção é adquirida no estrangeiro. Foram registados 2 casos de cães importados em 1967 e 1970. Não foram confirmados quaisquer casos desde 1922. Foram registados 27 casos em animais em centros de quarentena. O único caso registado em 1966 foi num burro. Em 1922, a Grã-Bretanha estava completamente livre de raiva. Não há provas de que os casos de 1966-70 tenham conduzido a novas infecções em cães libertados da quarentena.

Relatos de casos dos anos 1969-1970.

1. Um collie que chegou da Índia em 17 de abril morreu de raiva em quarentena.
2. Em outubro, outro cão importado morreu da doença depois de sair da quarentena.
3. Em 13 de novembro, um terceiro cão da mesma tonelagem apresentou sinais de raiva.
4. Outro caso ocorreu em 1970 numa cadela importada do Paquistão.

A ocorrência da doença em animais exóticos durante ou após a quarentena indica que a vacinação na quarentena a partir da qual os animais são importados pode ser inadequada e ineficaz.

MORFOLOGIA DO VÍRUS DA RAIVA.

O vírus da raiva é um vírus esférico. É um vírus grande que permanece infecioso no cérebro e nas glândulas salivares durante várias semanas. À temperatura ambiente normal, permanece infecioso durante várias semanas, a 4 °C durante meses. O vírus é inactivado no tecido quando exposto a uma temperatura de 50 °C durante uma hora. O vírus da raiva é indetetável no sangue, no baço, no fígado, nos gânglios linfáticos, na medula óssea e nas gónadas do cão infetado. O vírus da raiva é um vírus neurotrópico e não entra na corrente sanguínea?

As estirpes do vírus da raiva diferem nas suas propriedades biológicas, mas não significativamente na sua antigenicidade; as vacinas e os anti-soros produzidos contra as estirpes padrão do vírus podem ser utilizados em todas as partes do mundo. Existem 4 antigénios solúveis diferentes associados ao vírus da raiva que podem ser detectados por testes de imunodifusão e de fixação do complemento.

Existem duas formas epidemiológicas da doença

1. Raiva urbana em animais de companhia.
2. Raiva silvestre ou raiva selvagem.

   Raiva a\terrestre

A raiva urbana é mantida pela raiva florestal e, na ausência desta última, a primeira pode ser facilmente erradicada. O cão é considerado o principal vetor no mundo, mas outros animais selvagens são também vectores e reservatórios importantes, por exemplo, os chacais, que transmitem a doença em pelo menos 30 países, principalmente na América do Norte e na Europa.

A raiva dos lobos é notificada na região mediterrânica e no Extremo Oriente. A raiva do morcego vampiro é um problema na América Central e do Sul.

A RAIVA ATINGE O SEU PICO:

Chalmers e Scott (1969) postularam que o vírus da raiva atingiu um equilíbrio ecológico ou clímax com os hospedeiros que prefere parasitar e estabeleceu-se nestes hospedeiros como uma infeção que é frequentemente fatal e pode até ser silenciosa - isto é consistente com os princípios clássicos da relação hospedeiro-parasita. Os surtos destes clímax ou ciclos naturais são chamados ciclos aberrantes e ocorrem frequentemente como epidemias com 100% de mortalidade.

1. Clímax desmedido.
2. Mustelide ".
3. Viveriden "
4. Cães " (nos países a sul do Sudão)
5. Roedores "

RAIVA DE MORCEGO:

A raiva dos morcegos é definida como a forma de raiva transmitida por morcegos, ocorrendo geralmente sob várias formas em morcegos hematófagos e forigirovídeos. A doença é conhecida há centenas de anos e a sua transmissão tem sido observada na América do Sul e Central. Os primeiros trabalhos no Brasil, em Trinidad e noutros países da América do Sul documentaram que os morcegos têm raiva e que esta é transmitida por mordeduras. O primeiro surto ocorreu no Brasil em 1906-1908.

A raiva dos morcegos é uma doença paralisante dos animais, por exemplo, cavalos, gado e outros herbívoros, que geralmente afecta os quartos traseiros e sobe para cima. Em 1911, o Dr. Carini confirmou que a doença era raiva paralítica e suspeitou que um animal voador era responsável pela transmissão, uma vez que não foram vistos cães na região infetada.

Em 1914-1918, Haupt e Rajah confirmaram que a doença era a raiva e postularam novamente a transmissão por morcegos. Em 1920, Lima e Torre descobriram, no seu estudo sobre morcegos, que o morcego vampiro estava fortemente infetado e servia de reservatório para a doença e que os morcegos podem desenvolver formas raivosas ou paralíticas e alguns morcegos podem ser assintomáticos e recuperar e servir de reservatório.

A doença apareceu em Trinidad em 1925 e as perdas foram atribuídas ao botulismo. Em 1929, foram registados os primeiros casos humanos e os trabalhadores confirmaram que o vírus era idêntico ao da raiva bovina paralítica. O vírus foi isolado de morcegos, que foram descritos como morcegos sugadores de sangue - um vetor da raiva em Trinidad. Em 1943, Johnson isolou o vírus e o isolamento continuou com sucesso em 20 espécies de morcegos (50%) e as perdas de gado foram muito elevadas em Trinidad.

O quadro seguinte mostra as perdas devidas à raiva em 1960

Argentina	10000
Bolívia	20000e
Brasil	393
Guiana	3
Costa Rica	2
México	314
Nicarágua	7
Panamá	5
Trinidad	18.

A raiva dos morcegos também foi registada na Europa e um caso humano foi registado na Índia.

Os morcegos dividem-se em 2 grupos

1. O morcego colonial: o morcego vampiro ou hematófago, que se alimenta de sangue e vive em colónias.
2. Morcegos solitários: vivem individualmente ou em pares nas florestas

a\ insectívoro - alimenta-se de insectos e vive em colónias.

b\frugiverus- alimenta-se de frutos.

Outro agrupamento:

a\megachrioptera - Morcego frugívoro.

b\microchrioptera- o inventário das populações de morcegos no mundo De acordo com a última compilação, existem 19 famílias vivas, 189 géneros, 1281 espécies e 719 subespécies.

No que diz respeito à fisiologia deste animal, existem alguns pontos interessantes relacionados com a raiva dos morcegos:

1. Existe uma falta de informação sobre reprodução e este domínio

   não analisadas.
2. A sazonalidade da reprodução e o estilo de vida enclausurado da maioria dos morcegos, em comparação com outros grupos de mamíferos, podem ser realçados em algumas das espécies estudadas.
3. Ninhada pequena com um período de gestação longo, o que é invulgar em animais pequenos.
4. A regulação térmica faz dos morcegos um conservador de energia eficiente.

5. Os morcegos utilizam dispositivos de sonar para reconhecer obstáculos e encontrar comida.

6. Não existem estudos modernos sobre as glândulas salivares, e é necessária mais informação para explorar a sua relação com a raiva.
7. Descobriu-se que a gordura castanha é um local ativo para a replicação de vários vírus, incluindo o vírus da raiva.

MORCEGOS VAMPIRO:-

Família: desmodentidee.

Géneros: desmodus

Estes morcegos ocasionalmente mordem uns aos outros - gado e humanos. O Desmodus rotundus e a subespécie Desmodus rotundus murinus são os principais portadores de raiva na América do Sul. O diamante de manchas brancas ataca aves domésticas na América do Sul e Central.

O Desmodus afecta cavalos com perdas elevadas, e Johnson sugeriu que o morcego vampiro pode ser responsável pela doença em cavalos, camelos e gado Os morcegos vampiros atacam seres humanos na Argentina, e parece haver um ciclo de transmissão apertado da raiva em que os seres humanos e o gado são apenas vítimas acidentais.

Estes morcegos causam esporadicamente a doença em animais e parecem albergar o vírus na sua saliva durante meses sem mostrarem sinais de doença, morrendo mais tarde após uma disseminação prolongada do vírus. Foi demonstrado que a infeção transplacentária ocorre em recém-nascidos. Alguns morcegos podem recuperar e atuar como portadores.

PROMOÇÃO:

A sua área de distribuição situa-se entre os 28 e os 30 graus de latitude, com exceção das ilhas das Caraíbas, ao nível do mar e a grande altitude. Vivem aos milhares em grutas e cavernas nas rochas e noutros locais escuros e só estão activas à noite. Voam num raio de 15 milhas e a poucos metros do solo e aproximam-se das suas presas com muito cuidado, utilizando sons ultra-sónicos para além da visão e do olfato.

Morcegos frugívoros: Estas espécies evitam geralmente o contacto próximo e podem ser infectadas por morcegos vampiros; os morcegos infectados morrem ao fim de 130 dias. Em 1934, uma epizootia de raiva paralítica ocorreu em Trinidad - 5 de 200 morcegos frugívoros capturados apresentaram corpos de Negri na necropsia.
Em 1943, Pawn efectuou experiências para determinar a transmissão da doença por morcegos frugívoros e descobriu que estes morcegos podem revelar-se resistentes à infeção pelo vírus da raiva sem mostrarem sinais da doença. Os animais são infectados com raiva por morcegos frugívoros.

MORCEGOS DE BARBA

Os morcegos da família Vesoprotlionidae e Molossidne encontram-se nas zonas temperadas de todo o mundo. Estes morcegos alimentam-se de insectos.
Pawn registou um morcego não hematófago infetado com raiva em Trindad em 1948. A infeção foi também encontrada noutros morcegos insectívoros e frugívoros. A raiva dos morcegos foi amplamente reconhecida na América do Norte e o primeiro caso foi confirmado num rapaz de 9 anos de idade na Florida, em julho de 1953.
Nos EUA, verificou-se que 26 espécies de morcegos estavam infectadas e foram registados 484 casos. Em 1950 e 1965, o vírus foi isolado de um cavalo que era idêntico à estirpe do morcego vampiro. A infeção de outros morcegos, para além do morcego vampiro, está generalizada nos EUA. A doença foi também comunicada na Jugoslávia, Turquia, Tailândia, Índia e Alemanha, não tendo sido comunicados quaisquer casos em África, apesar de uma investigação exaustiva, mas a sua existência não pode ser ignorada devido à população intensiva de morcegos.

CARACTERÍSTICAS DA RAIVA DOS MORCEGOS:

Os morcegos albergam o vírus durante muitos meses sem mostrar sinais da doença e podem, por conseguinte, continuar a infetar outros animais durante meses após o vírus ter sido detectado pela primeira vez na sua saliva, causando epizootias extensas, uma vez que actuam como portadores durante muito tempo.
Malaga (1960) observou uma infeção latente nalguns morcegos-vampiros, que podem transmitir uma infeção sem apresentarem quaisquer sintomas de doença.

A doença ocorre num padrão fechado de propagação com epidemias tanto em seres humanos como em animais. As epizootias ocorrem durante 2 meses ou mais, seguidas de casos esporádicos na área durante vários meses, e a doença pode desaparecer completamente durante 3-7 anos antes de ocorrer outro surto. A propagação da doença está relacionada com a época de reprodução e migração, onde se reúnem muitos morcegos. A maioria dos casos ocorre entre outubro e abril, com um máximo em janeiro e fevereiro.

[th]**SINTOMAS DA** RAIVA **DO** MORCEGO: O período médio de incubação é de 25 dias, com uma variação de 9 a 33 dias, e os sintomas desenvolvem-se após 3 dias do período de incubação, e o morcego volta ao normal no 7º dia em que se torna raivoso.

A doença varia em gravidade nos morcegos e existe uma fase prodrómica que dura de algumas horas a um dia. Caracteriza-se por inquietação, irritabilidade com ou sem tremores musculares, anorexia e apatia.

A fase de excitação desenvolve-se depois e é acompanhada por raiva e sinais de comportamento anormal. Pode durar 1-5 dias e o animal pode recuperar ou terminar em paralisia e morte. A fase de paralisia dura 1-4 dias.

O gado bovino é mais suscetível à raiva do morcego vampiro, enquanto os cavalos e os porcos são muito resistentes. Os seres humanos e os cães são altamente resistentes. A taxa de mortalidade nas duas Américas foi de 514500 animais.

O animal desvia-se dos seus hábitos normais e afasta-se do rebanho. Está ansioso, tem as pupilas dilatadas, o pelo sobressai, mexe os membros de forma anormal, tem lacrimejo e catarro. Mais tarde, o animal torna-se irritável, com aumento do desejo sexual, e bate as patas. Além disso, o animal move-se lentamente com movimentos descoordenados e notam-se tropeções. Há dificuldade em engolir e o animal está deitado com a cabeça no pescoço. O animal apresenta uma temperatura subnormal. A evolução da doença é de 2 a 5 dias.

TRANSMISSÃO DO VÍRUS:

O vírus pode ser transmitido de morcego para morcego e de morcego para animal através da inalação de mordeduras e da eventual manipulação de fezes de morcego. Isto pode incluir o consumo de morcegos mortos por alguns animais.

Um morcego insectívoro transmite a infeção a um morcego vampiro e vice-versa, mas este facto não é incerto. A presença do vírus nas glândulas mamárias dos morcegos insectívoros sugere uma nova via de transmissão. O morcego insectívoro pode também ser infetado por artrópodes que ingere enquanto se alimenta. Há também provas de que a raiva dos morcegos pode ser transmitida por inalação (aerossolização), o que é apoiado pelo trabalho de Constantine e dos seus colegas e pelas suas descobertas de que o vírus é transmitido pelo ar.

RAIVA URBANA:

Os cães e os gatos são os principais animais domésticos que transmitem a raiva aos seres humanos. Os cães são considerados o principal vetor da raiva em África, na Ásia, na América Latina e em algumas partes da Europa e são também considerados um reservatório secundário da doença na Gronelândia e na Polónia.

QUADRO CLÍNICO EM CÃES:

O período de incubação é variável e situa-se entre 3 e 8 semanas, com uma média de 10 dias a 6 meses. A evolução da doença caracteriza-se pelas seguintes fases.

1. Fase prodrómica
2. Fase excitativa.
3. Fase de paralisia.

a\ a fase prodrómica é constante e dura 2-3 dias, durante os quais se verifica uma alteração acentuada do comportamento, após o que o animal entra numa fase excitatória ou paralítica ou numa sucessão rápida de ambas, consoante o tipo e a localização da ferida.

A fase de excitação é predominante e é conhecida como raiva furiosa e dura cerca de 3-7 dias. O cão fica facilmente irritável e torna-se nervoso, inquieto e feroz. Ele grita com tudo. O latido torna-se solto e anormal. As convulsões e a paralisia dos músculos faciais fazem com que a saliva se babe e tenha uma consistência espumosa. Segue-se o síndroma típico da raiva, em que o cão apresenta tendências maníacas e corre sem destino, atacando tudo. Apresenta sinais de fotofobia, perturbação do apetite, poliúria e comportamento sexual anormal. Nos gatos, a forma de raiva é a mesma que nos cães, mas são mais ferozes. O quadro clínico da forma furiosa pode durar até 10 dias em cães e gatos.

fase c\paralítica:

Se a fase de excitação for curta ou inexistente, a doença pode evoluir

da fase prodrómica para a fase paralítica, conhecida como raiva silenciosa, que se caracteriza pela paralisia dos músculos da faringe e da mastigação, com salivação abundante e mandíbulas caídas. Estes animais não são ferozes e não tentam morder ou estalar. A duração desta fase é de 6-7 dias, sem paralisia ascendente como nos bovinos.
Forma d\atípica: ocorre quando ambas as formas estão presentes ao mesmo tempo e caracteriza-se por uma paralisia gradualmente crescente dos quartos traseiros, seguida de sinais de mania e morte.
Em todos os animais, a morte é devida a paragem respiratória. A transmissão do vírus entre cães e gatos ocorre diretamente por contacto e o vírus é detectado na saliva dos animais infectados no último dia antes da morte.

DOENÇA DO GATO:

Em muitos países, os gatos são a principal fonte de infeção da raiva nos seres humanos, mas desempenham um papel muito menor do que os cães, exceto em Espanha e na Alemanha Ocidental. A transmissão por raposas é possível devido aos hábitos noturnos de ambos os animais.

[th]Na Dinamarca, em 1969, cerca de 7 das mordeduras de seres humanos eram atribuíveis a gatos. Na Alemanha Ocidental, em 1957-63, 176 das 383 mordeduras foram inicialmente atribuídas a gatos. Na Alemanha de Leste, uma percentagem elevada chamava a atenção para o perigo da raiva. Na Alemanha Ocidental, 60,97% dos animais com raiva eram raposas, 5,2% eram cães e 7,5% eram gatos. A doença é um problema em África e um estudo de Lobry (1965) mostra que 113 casos de raiva ocorreram em gatos com menos de 1 ano de idade.

A estreita ligação entre os seres humanos e os seus animais de estimação está a aumentar graças a vacinações maciças e a regulamentos de importação atempados - mas o risco continua a ser elevado. No entanto, os animais de companhia representam uma grande ameaça potencial para a vida humana. E os dados disponíveis mostram que os cães são a principal fonte de infeção.

INFECÇÃO ANTIRRÁBICA ABORTIVA:

A raiva é considerada uma doença uniformemente fatal, e a recuperação dos morcegos, que actuam como portadores, é uma peculiaridade notável deste hospedeiro: no laboratório, os ratos brancos injectados com o vírus sobrevivem depois de mostrarem sinais da doença.

INFECÇÃO ABORTIVA EM ANIMAIS:
O facto que determina a infeção crónica ou latente não foi definido, mas é conhecida a propensão de certas espécies de morcegos para desenvolverem um estado de portador. A infeção crónica não foi demonstrada em nenhum dos morcegos insectívoros coloniais ou solitários da América do Norte, embora tenham sido feitas observações. Foi registada a recuperação em cães e há provas de que a infeção abortiva ou a infeção de portador é comum entre os morcegos da América do Norte.
Está amplamente provado que existem muitas formas diferentes da doença e que a infeção pode ser latente, adormecida, não-dulante ou crónica.
OULOU FATO: Trata-se de uma forma de infeção abortiva da raiva em cães. A doença está disseminada na África Francesa - Senegal e Sudão do Sul.
Androl e série consideraram a raiva clássica em cães na Etiópia como uma exceção e acreditaram que uma infeção transitória leva à resistência. Eles demonstraram o estado de portador e isolaram o vírus de um cão que viveu por mais 20 meses
Andrel relatou uma forma ligeira da doença em gatos e cães na Etiópia em 1964, a que se seguiu uma recuperação espontânea, tornando-os portadores. Na África Oriental, a doença está confinada ao Quénia, e no sul do Sudão é conhecida como "jumjum", e a má criação de cães pode favorecer a ocorrência da doença, que pode ocorrer durante a estação das chuvas, quando os habitantes locais deixam as terras planas para as terras altas (tog). De acordo com Kink e outros, que em 1955 registaram a sua informação sobre a raiva no Sudão durante um período de 15 anos (1935 a 1949), a raiva está associada aos seres humanos em comunidades nómadas sedentárias e é mantida principalmente em cães domésticos; em 155 casos notificados, a infeção deve-se principalmente aos cães.
JACKAL RABIES:
A doença é relatada em cerca de 26 países e afecta o Médio Oriente, Sudão, Norte de África, Paquistão e Índia. A doença ocorre em países com uma elevada população de chacais e é endémica no Sudão e na África Oriental - no entanto, no momento da redação do presente relatório, a informação disponível sobre a raiva dos chacais era insuficiente.

RÁBIOS DE RAPOSA:

A situação da raiva da raposa na Gronelândia permaneceu incerta durante muito tempo devido à elevada população de raposas. Em 1959, as epidemias atingiram grandes proporções e tornaram-se um problema ameaçador. A doença foi detectada em 2 cães e 2 raposas. A doença, que era conhecida como convulsões desde 1906, acabou por se revelar como raiva.

O período de incubação nas raposas varia entre 12 e 62 dias, com um período de incubação médio de 26 dias, dependendo da quantidade de vírus inoculada. As raposas excretam pequenas quantidades do vírus na saliva e não são portadoras assintomáticas.

SHUNK RABIES:

A raiva em shunks foi registada nos EUA e em 32 estados. Afecta a caneleira listrada e a caneleira malhada, tendo sido registados mais de 1500 casos entre 1935 e 1965. A doença também foi registada no Canadá. Em 1965-1966, foram registados 428 casos e em 1966-1967, 369 casos. O período de incubação nos tubarões listrados varia entre 14 e 130 dias, com uma média de 35 dias, e os tubarões podem recuperar após a infeção. Também se observou que as doninhas mostram sinais de infeção, ou seja, cambaleiam e vagueiam sem rumo durante o dia, e a morte pode ocorrer sem quaisquer sintomas.

DOENÇA DO LOBO (Canis lupus).

O lobo não é uma fonte importante de infeção e a doença é comunicada na Europa Oriental, especialmente na Jugoslávia, Turquia, URSS, Mongólia, Jordânia, Síria, Irão e Afeganistão, Nepal e Portugal.

A doença é um problema grave no Irão e, ao longo de 13 anos, 325 pessoas foram expostas a mordeduras de lobo, tendo 307 pessoas sido mordidas com uma gravidade excecional e apenas 18 com feridas superficiais, ficando os doentes desagradavelmente desfigurados se corressem o risco de contrair a doença. 60 pacientes morreram da doença.

Na Rússia, registaram-se 92 casos humanos e 4 mortes entre 1957 e 1963. Nos EUA, os lobos não desempenham qualquer papel na doença. No Alasca e no Texas, foram confirmados 15 casos. Em 1955-1956, o vírus foi confirmado e isolado no Brasil. O vírus isolado era idêntico ao vírus de rua.

COYOTC RABIES:

Estes são carnívoros semelhantes a lobos na América do Norte - a doença era ameaçadora há algum tempo, mas não a raiva noutros animais selvagens. Os coiotes são susceptíveis à raiva e albergam o vírus, morrendo quando expostos à infeção por aerossol. O período de incubação é de 11 a 17 dias e o curso da doença é muito curto.

RAIVA DE GUAXINIM:

A raiva em guaxinins (Procyon totter) foi relatada na Flórida e na Geórgia. Os casos esporádicos devem-se principalmente à natureza discreta da infeção, que causa pouca agressividade mesmo na raiva.

De acordo com Novieky (1968), os nieteneutas siberianos eram os portadores da infeção e propagavam-na da União Soviética para a Europa Central.

O período de incubação é de 10 a 35 dias, em média 20 dias, e a evolução da doença é de 1 a 13 dias. Um guaxinim infetado pode recuperar e atuar como portador.

OPPOSUM RABIES:

Os gambás (didelphia marsupialis) são resistentes à infeção e responderam à infeção por aerossol.

MUNGO-TOLLWUT:

O mangusto é o principal vetor e reservatório da raiva na África do Sul, bem como em Cuba, na República Dominicana, na Índia e no norte da Nigéria. O mangusto amarelo e o suricato são igualmente importantes e infectam o gado e outros animais, especialmente predadores - chacais - e estes animais, quando infectados, mantêm o vírus nestas regiões. Sabe-se também que a raiva do mangusto ocorre nas ilhas das Caraíbas e foi levantada a hipótese de ser devida a epizootias em morcegos. Os surtos enzoóticos causados por mangustos são conhecidos há muito tempo, desde que os colonos brancos chegaram à África do Sul.

RAIVA DE ROEDORES:

Roedores (lagomorfos). São animais selvagens populares e provocam feridas de mordedura nos seres humanos. Os esquilos e os ratos são portadores de raiva em Espanha, Marrocos, Líbano e Alemanha. Em África, o esquilo terrestre é considerado um reservatório da raiva nos cães.

Em 1932, Remlings isolou o vírus de um rato de esgoto que tinha mordido um homem em Marrocos, onde 204 animais e 2 seres humanos foram classificados como raivosos.

Roedores - Os ratos são considerados o reservatório permanente mais importante do vírus na natureza, e os observadores supuseram que a elevada taxa de mortalidade dos ratos e ratazanas selvagens se deve principalmente à raiva. Na Alemanha, 128 ratos foram testados para a raiva, dos quais 3,12% foram positivos, e na Tailândia o vírus foi isolado de ratos selvagens e de várias espécies de roedores selvagens. Smith observou que a raiva é conhecida por ser cíclica, o que levanta a importante questão de por que a incidência aumenta dramaticamente em áreas endémicas. Pensa-se que seja devido ao reservatório de vida selvagem, e a infeção pode ser crónica ou aparente em ratos. Foi demonstrado que ratos saudáveis têm o vírus no cérebro e nas glândulas salivares 78 dias após a inoculação.

Os macacos são portadores de raiva na Argentina, no Chade, no Gabão, no Níger, na Indonésia, na Índia e no Nepal. As aves domésticas e selvagens podem ser infectadas com a doença e desenvolver ambas as formas após um curto período de incubação.

A raiva é uma doença desagradável e alarmante, com sinais clínicos angustiantes que resultam numa morte desagradável para o doente, e a presença de formas menos graves da doença deve estimular a investigação, uma vez que as novas epizootias são diferentes das anteriores e são raras em animais domésticos.

1. Estudos em casos interepidémicos e esporádicos de raiva sobre a relação viral e a distribuição do vírus nos órgãos do animal infetado.
2. Avaliação de agentes antifertilidade para determinar a sua eficácia no controlo das populações de vectores.
3. O nosso conhecimento da dinâmica das populações e dos factores ambientais, como a disponibilidade de alimentos e as interações ecológicas necessárias para minimizar o risco de raiva, é muito incompleto. (Ref.: 13- 14-16-17- 1821- 22-27- 38- 32-33- 39-45-46-50- 51- 52.)

@ RAIVA EM HUMANOS:

A palavra raiva vem do latim (RABERA). A doença é causada por um vírus neurotrópico que tem a maior taxa de mortalidade de todas as doenças humanas, e muito poucos pacientes sobrevivem à raiva. O período de incubação depende do tamanho do inóculo viral e da proximidade do local da mordedura ao sistema nervoso central...

Os sinais de doença são

1. Sensação anormal no local da picada.

2. Isto leva a febre, dores de cabeça e aumento da tensão muscular.
3. O doente está acordado e agressivo.
4. Paralisia e dificuldade em engolir - saliva a pingar.
5. Reacções violentas a estímulos externos.
6. Hidrofobia significa dificuldade em engolir devido a sensibilidade e dor na garganta.

As lesões no SNC consistem em encefalomielite não supurativa e ganglioneurite. Na substância branca e cinzenta ocorrem manguitos perivasculares, gliose e nódulos gliais. Os mais diagnósticos são os corpos de Negri, que são corpos de inclusão encontrados no hipocampo dos carnívoros e nas células de Purkije dos herbívoros.

DOENÇAS BACTERIANAS DO CÃO:

Ficheiro de sinopse Brucelose:

A brucelose é uma infeção por bactérias do género Brucella, que foi descoberta por um cientista dinamarquês chamado Bruce. Trata-se de uma zoonose em que os agentes patogénicos causam a doença em animais de criação e os seres humanos adquirem a doença através do contacto direto com animais infectados ou através da ingestão de produtos animais contaminados.

Os tipos de importância médica são: -

1. Brucella abortus
2. Brucella melitensis
3. Brucella suis
4. Brucella canis

Morfologicamente, as Brucella são pequenos bastonetes gram-negativos com formas coccobacilares. Nos meios, as colónias são pequenas, convexas e lisas e requerem 2-5 dias de incubação. O crescimento ótimo é favorecido por meios enriquecidos e uma tensão inicial de dióxido de carbono de 5-10 %.

Na estrutura do antigénio existem 2 antigénios de superfície principais A&M e um antigénio L., que é um antigénio da membrana externa semelhante ao antigénio Vi (virulência) da Salmonella.

Nos bovinos, a brucelose é uma doença da maturidade sexual, cujo principal sintoma é o aborto, com outros efeitos como a orquite, a epididimite, a retenção da placenta e a esterilidade, que têm um impacto económico no sector pecuário.

A brucelose é a zoonose mais difundida e economicamente mais importante do mundo. A doença nos seres humanos é aguda com febre, dores de cabeça, dores nas articulações, fadiga e mal-estar e é frequentemente causada por Br. melitensis.
A doença é mais frequente nas comunidades rurais do que nas urbanas, devido à estreita relação entre os seres humanos e os animais e ao hábito de beber leite cru para não afetar as qualidades organolépticas do leite.
A brucelose pode não ser reconhecida nos seres humanos, uma vez que os sintomas são muito semelhantes a outras doenças febris. Para minimizar o enorme impacto negativo, a incidência nos animais deve ser tida em conta.
As Brucella são agentes patogénicos para os animais e os seres humanos são hospedeiros acidentais. As bactérias são transmitidas de animal para animal e de animal para homem através do contacto com fezes, urina, leite e tecidos contaminados.
No processo da doença, o átrio da infeção é causado pela abrasão da mucosa da orofaringe e as bactérias passam através do sistema linfático e são fagocitadas pelos macrófagos e sofrem replicação nestas células e, após a morte destas células, as bactérias são libertadas e espalham-se para outros órgãos e tecidos.
Quando as glândulas mamárias dos seres humanos e dos animais são infectadas, as bactérias são excretadas no leite. A placenta e o tecido fetal são infectados nos animais, levando a abortos espontâneos, uma vez que a placenta dos animais é rica em eritritol, que promove o crescimento de bactérias na placenta, levando à inflamação da placenta e, consequentemente, a abortos espontâneos; esta enzima está presente numa quantidade negligenciável nas mulheres humanas e não causa abortos espontâneos.
Nos seres humanos, o período de incubação é de 1 a 6 semanas, com sintomas como mal-estar, mialgia e febre diurna ondulante, perda de apetite, dores de costas, dores de cabeça e suores noturnos, embora não sejam raras as recaídas. A doença crónica não pode ser detectada, uma vez que as bactérias não são isoladas nestes casos raros. No entanto, o diagnóstico da doença é efectuado com base na história clínica e nos sintomas do doente.
O diagnóstico da brucelose depende da identificação do agente

patogénico. Uma cultura de 5 dias do sangue em caldo nutriente e o isolado podem ser confirmados por testes bioquímicos e biotipagem por aglutinação. Verifica-se que o crescimento intracelular da bactéria interfere com o tratamento com antibióticos. Um diagnóstico correto é de extrema importância para o controlo das doenças, sendo os falsos negativos e os falsos positivos bastante comuns no diagnóstico. Acredita-se firmemente que a biologia molecular pode mudar o controlo das doenças animais através do estudo do mapeamento genético (genoma) ou da produção de uma imunoglobulina para um diagnóstico preciso. A pasteurização do leite e dos produtos lácteos reduz a incidência de doenças (4) p253-254; (2) p352.

ESCHERCIA COLI:

Um episódio recente de infecções por E. coli na Europa Ocidental com intervenção política para investigar a origem do agente patogénico

A E. coli é uma bactéria gram-negativa, coliforme - uma flora aeróbica comensal nos intestinos dos seres humanos e dos animais. A bactéria é indicativa de contaminação fecal de fontes de água - água potável e alimentos. É móvel e algumas estirpes são encapsuladas e crescem melhor em meios não selectivos, sendo observadas colónias lisas após 18 horas de incubação em ágar nutriente.

A E. coli tem uma variedade de estirpes que são comensais ou virulentas e podem causar as seguintes doenças

1. Infecções do trato urinário.
2. Diarreia do viajante.
3. Colite hemorrágica.
4. Síndrome hemolítico uraémico.
5. Sépsis.
6. Meningite.

A estrutura antigénica na qual a serotipagem de diagnóstico é realizada depende dos antigénios O-H-K. A E. coli tem 160 antigénios somáticos diferentes (O) que são descritos, sendo reconhecida a antigenicidade cruzada entre os antigénios O de diferentes estirpes de E. coli e outras enterobactérias, por exemplo, Salmonella, Yarsini e Shigella. As estirpes transportam pili sexuais e fímbrias, e estas estruturas proteicas filamentosas desempenham um papel importante nas doenças diarreicas e nas infecções do trato urinário.

A E. coli possui uma série de factores de virulência e os polissacáridos dos antigénios O&K protegem o organismo da ação bactericida do complemento e dos fagócitos na ausência de anticorpos específicos. Os isolados de infecções extra-intestinais em seres humanos são mais hemolíticos do que os isolados de fezes humanas.

INFECÇÕES DO TRACTO URINÁRIO E INFECÇÕES SÉPTICAS:

A E. coli é a causa mais comum de infecções agudas do trato urinário - sepsis do trato urinário - meningite neonatal - septicemia - sepsis em feridas cirúrgicas e abcessos. A Ecoli tem origem no intestino do doente, uma vez que a infeção é ascendente.

As mulheres jovens são mais susceptíveis a infecções do trato urinário devido à intensa atividade sexual no início da vida de casadas e à proximidade do ânus à vagina. As infecções ocorrem mais frequentemente nas mulheres do que nos homens porque a sua uretra é mais curta do que a dos homens. A retenção urinária durante a gravidez é um fator predisponente e, nos homens, o aumento da próstata é uma causa. Também se verificou que a cateterização e a citoscopia podem provocar infecções.

O tratamento e o controlo têm em conta que a Ecoli é resistente à benzilpenicilina mas sensível à ampicilina, às cefalosporinas, às tetraciclinas, ao cloranfenicol e às sulfonamidas. É de salientar que as estirpes resistentes são comuns e transferem a resistência para bactérias intergeneticamente relacionadas, como a Shigella.

DIARREIA:-

A E. coli causa enterite aguda em jovens e animais. Nas regiões tropicais, todos os grupos etários são afectados e o agente patogénico é também responsável pela diarreia do viajante e pela colite hemorrágica (diarreia com sangue).

4 grupos de estirpes com diferentes mecanismos patogénicos causam diarreia:-

1. E. coli enteropatogénica (EPEC). Causa enterite pediátrica nos trópicos com uma elevada taxa de mortalidade.
2. E. coli enterotoxigénica (ETEC): As estirpes produzem enterotoxinas termolábeis e termoestáveis e possuem um fator

de colonização que fixa o organismo às células epiteliais.

3. E. coli enteroinvasiva (EIEC): causa uma doença idêntica à disenteria por Shigella.
4. E. coli produtora de verocitotoxina: o serogrupo mais comum - E. coli O159 em infecções. Produz uma toxina semelhante à da Shigella que provoca uma diarreia aquosa ligeira até formas graves com sangue nas fezes.

SEPSIS:

Se o sistema de defesa normal do hospedeiro não for adequado, a E. coli entra na corrente sanguínea e causa sépsis. Isto pode ser uma consequência de infecções renais.

MENINGITE:

As estirpes de E. coli e do grupo B são as causas mais comuns de meningite em bebés.

DIAGNÓSTICO:

1. Amostras: Urina, sangue, pus, líquido cefalorraquidiano e expetoração.
2. Esfregaços: os enterobaceriacae são morfologicamente semelhantes.
3. Cultura: ágar sangue e meios diferenciais (gram-negativos).(2) p267-275.

SALMONELLOSIS:

A Salmonella é a principal causa de infecções de origem alimentar. É um membro típico das enterobactérias e um bacilo gram-negativo anaeróbio facultativo. Cresce com sucesso em meios de cultura simples e difere de outros representantes nas suas propriedades bioquímicas e estrutura antigénica. O seu habitat normal é o intestino delgado dos animais.

As síndromes clínicas dividem-se em febre entérica - gasteroenterite - bacteriemia com ou sem infecções metastáticas e estado de portador assintomático

FEBRE ENTERICA:

É causada por S. typhi ou S. paratyphi. O quadro clínico da S. typhi (febre tifoide) é geralmente grave. Depois de penetrar na mucosa ideal, o agente patogénico entra nos gânglios linfáticos mesentéricos através dos vasos linfáticos e entra na corrente sanguínea através do ducto torácico, infectando o fígado, a vesícula biliar, o baço, os rins e a medula óssea nos primeiros 7-10 dias do período de incubação.

Depois de se multiplicarem nestes órgãos, as bactérias voltam a entrar na corrente sanguínea e provocam uma bacteriemia grave com febre e a formação de uma úlcera típica da febre tifoide.
Os sintomas iniciais são vagos e incluem tosse seca, epitáxis com anorexia, dor de cabeça e mal-estar. A diarreia não é frequente, mas a obstipação é mais comum. A temperatura corporal aumenta durante 7 a 10 dias e depois desce na terceira ou quarta semana devido à lise. No pico da febre, há bradicardia com hepatomegalia-esplenomegalia e erupção cutânea. Uma recuperação aparente pode ser seguida de uma recaída em 5-10% dos doentes não tratados.
A febre tifoide clínica é fatal se não for tratada, com uma taxa de mortalidade de 20%.

GASTEROENTERITE E INTOXICAÇÃO ALIMENTAR:

A gastroenterite aguda caracteriza-se por vómitos, dores abdominais, diarreia e febre. O quadro clínico da salmonelose consiste geralmente em diarreia, mal-estar, náuseas e vómitos. O período de incubação é de 8-48 horas e começa com o aparecimento súbito de fezes aquosas, verdes e ofensivas, febre, arrepios, dores abdominais, desidratação que conduz a hipotensão, cãibras e insuficiência renal. Os casos graves ocorrem em jovens e idosos, e alguns doentes continuam a excretar bactérias durante muito tempo após a recuperação.(2) p252-361.

ESPÉCIES DE CLOSTRIDIUM:

São bactérias do solo omnipresentes que formam esporos para resistir à dessecação e sobreviver durante muitos anos. Os membros do género são bacilos gram-positivos e são anaeróbios obrigatórios.(2) 232

Cl. Perfrigens:

A espécie mais importante do género, presente no intestino grosso de 25-35% das pessoas saudáveis. São bastonetes longos imóveis e podem ocorrer formas cocobacilares, que podem formar cápsulas no tecido para resistir à fagocitose. Os esporos encontram-se no solo e no intestino.
A bactéria está disseminada no solo, na água e nas águas residuais e encontra-se no trato intestinal dos seres humanos e dos animais. As bactérias crescem e esporulam em tecidos desvitalizados, levando à formação de necrose e de gases com mau cheiro. A doença ocorre em diabéticos que necessitam de uma ectomia das partes afectadas.
A bactéria também causa intoxicação alimentar, que se manifesta por náuseas, dores abdominais e diarreia 8-24 horas após a ingestão de

alimentos contaminados e dura 12-24 horas. Foram registadas mortes em doentes idosos e crianças malnutridas.(2) p232.

CL. dificille:

É um bastonete Gram-positivo móvel com esporos ovais que ocorre nas fezes de recém-nascidos e produz uma enterotoxina e uma citotoxina. Está relacionada com a colite pseudomembranosa, que ocorre após a terapia com antibióticos. O tratamento consiste na suspensão do antibiótico e na supressão do crescimento e da produção de toxinas pela bactéria(2)242.

DOENÇA DE LYME:

Atualmente, é a doença mais comum transmitida por carraças. A doença foi observada nos EUA em 1975 e é transmitida por carraças do género Ixodes. O agente patogénico é uma espiroqueta denominada Borrelia burgdorferi em homenagem a Willy Burgderferi, o investigador que a estudou.

A doença tem um período de incubação variável de 6 a 8 semanas, com uma erupção cutânea que se espalha no local da picada da carraça, denominada eritema crónico migratório (ECM). A erupção cutânea pode atingir 10-15 polegadas de diâmetro e é acompanhada de febre, dor e desconforto. Os casos respondem com sucesso à terapia antibiótica, mas os casos não tratados podem apresentar inchaço doloroso e artrite, bem como múltiplos outros locais de erupção cutânea.

Na terceira fase, podem ocorrer complicações nos sistemas cardiovascular e nervoso, e o doente apresenta arritmia cardíaca, dores de cabeça, perturbações auditivas e visuais e perda do tónus muscular. Ixodes scapularis. (carraça dos veados) é responsável pela transmissão de doenças. A carraça fixa-se nos cães ou nos seres humanos e suga a ferida e, se estiver infetada com bactérias, pode ser facilmente transmitida. Existem vacinas para humanos e cães.(4) p274-279.

BORDETELLA:-

Várias espécies de Bordetella podem causar infecções nos seres humanos. A Bordetella pertussis é o agente causador da tosse convulsa, a B. parapertussis e a B. bronchiseptica causam uma forma ligeira de tosse convulsa nos seres humanos.

A Bordetella é um bastonete gram-negativo, não móvel, aeróbio, positivo para a catalase e positivo para a oxidase.

Tosse convulsa: Doença das crianças causada por B. pertussis e B.

parapertussis. O período de incubação é de 7 a 10 dias após o contacto com a expetoração do trato respiratório de uma pessoa infetada. A doença evolui em 3 fases

Fase catarral: Caracteriza-se por sintomas relativamente ligeiros, por exemplo, a tosse é ligeira, persistente e irritante. Nesta fase, os organismos estão presentes no trato respiratório, a doença é mais contagiosa e a fase dura 1-2 semanas.

b\the paraoxysmal stage:

Caracteriza-se por um período de tosse violenta seguido de soluços. Uma tosse forte pode provocar cianose com vómitos e cãibras, levando à exaustão e à depressão. Esta fase prolonga-se por várias semanas.

c\estágio de convalescença:

Dura 2 a 4 semanas e caracteriza-se por uma redução dos sintomas paraoxísticos.

Epidemiologia:

1. Os casos clínicos são a fonte da infeção.
2. Os portadores são raros.
3. Os agentes patogénicos são excretados nas gotículas da tosse, na expetoração e na saliva.
4. A infeção é transmitida através de contacto próximo.
5. Doença pediátrica e grupo etário 0-5 anos. Os casos ocorrem em adultos e não existe imunidade passiva da mãe para o filho.
6. Não existe imunidade vitalícia contra os ataques, uma vez que estão envolvidos vários serotipos.

MEDIDAS DE CONTROLO:

A maioria dos sintomas da doença é uma reação do hospedeiro às toxinas e aos factores de virulência libertados pela B. pertussis. Os antibióticos não são eficazes e não alteram o curso da doença, mas previnem a infeção secundária.

A vacinação proporciona uma proteção temporária e atualmente é utilizada uma vacina tripla (difteria, tétano e tosse convulsa). A taxa de mortalidade é elevada em crianças com menos de um ano de idade e a vacina é administrada aos 2 meses de idade. As imunizações de reforço são administradas aos 4, 6 e 8 meses de idade escolar. O reconhecimento de casos precoces é importante para tomar as medidas necessárias para conter a doença e a quimioprofilaxia é considerada, sendo administrada eritromicina a crianças mais velhas que possam transportar a infeção para a família.(2) p314-320.

EHRLICHIOSIS:

Esta doença foi descrita pela primeira vez em humanos em 1986 e pensava-se que anteriormente só ocorria em cães. São conhecidas duas formas da doença:

1. Ehrlichiose humana monocítica causada por E. ehaffeensis.
2. Ehrlichiose granulocítica no ser humano.

Os doentes de ambas as formas sofrem de dores de cabeça, mal-estar, febre e erupções cutâneas. A erliquiose é transmitida pela carraça Lone Star, enquanto a erliquiose granulocítica humana é transmitida pela carraça do cão e pela carraça do veado. Ambas as formas da doença são semelhantes à borreliose de Lyme.(2) p377-378.

LEPTOSPIRA:

A leptospirose é uma doença causada por uma espiroqueta que se caracteriza por uma gripe ligeira e pode provocar meningite, insuficiência renal, albuminúria, iterícia e hemorragias. A doença pode ser aguda ou ligeira.

A Leptospira icterhaemorrhagica causa a doença de Weil nos seres humanos e é uma doença profissional causada pelo contacto com ratos, por exemplo, em trabalhadores de laboratório que trabalham na gestão de águas residuais e da água.

A Leptospira canicola infecta cães e seres humanos.

O período de incubação é de 5 a 10 dias e os sintomas são semelhantes aos da gripe - meningite e hemorragias (doença de Weil). O agente patogénico é excretado na urina dos animais infectados e entra no corpo humano através de abrasões cutâneas e das membranas mucosas da boca, nariz e olhos. Os organismos multiplicam-se na corrente sanguínea e entram noutros órgãos do corpo. A leptospirose é uma zoonose e as pessoas que trabalham na agricultura são particularmente susceptíveis(2)356-360.

DOENÇAS RICKETTSIAIS:

As Rickettsiae são pequenos bastonetes ou cocos pleomórficos e curtos que podem ser corados individualmente ou em pares com Giemsa e são bactérias intracelulares azuis. A maioria das espécies é transmitida por via transoviral por artrópodes. A doença típica caracteriza-se por febre, erupção cutânea e vasculite.

A bactéria multiplica-se nas células endoteliais dos pequenos vasos sanguíneos e produz uma vasculite, em que as células incham e se tornam necróticas, levando à trombose dos vasos, seguida de rutura e necrose, resultando em lesões vasculares na pele e vasculite em muitos órgãos. Muitos animais são susceptíveis.

Achados clínicos:

Na febre Q não há lesões cutâneas, mas sim febre, dor de cabeça, mal-estar, fadiga, erupção cutânea e aumento do baço e do fígado. Na febre tifoide endémica, há uma infeção sistémica grave com exaustão e febre durante 2 semanas. Os doentes com mais de 40 anos estão em risco, a taxa de mortalidade é de 630%.

Na febre tifoide endémica, os sintomas são semelhantes aos do tipo epidémico, com uma forma mais ligeira, exceto nos doentes mais idosos

FEBRE MACULOSA:

Esta doença é conhecida como febre das Montanhas Rochosas. Caracteriza-se por uma erupção cutânea nas extremidades (palmas das mãos e plantas dos pés). O tipo brasileiro é grave, enquanto a febre mediterrânica é ligeira e a taxa de mortalidade em pessoas idosas é de 50%.

A febre de Scoub corresponde clinicamente ao tifo epidémico, com uma úlcera perfurada com uma escara enegrecida que indica uma picada de ácaro. Há linfadenopatia generalizada e linfocitose com envolvimento cardíaco e cerebral.(2) pp. 371-377.

DOENÇAS CAUSADAS POR PROTOZOÁRIOS:

GIARDIASIS:

O agente causador desta doença é a Giardia lamblia, um prorozoário flagelado caracterizado por 4 pares de flagelos anteriores e 2 núcleos. Apresentam simetria bilateral durante a divisão.

Foi descrita em 1867 por Anton Leeuwenhoek em amostras das suas próprias fezes, utilizando o microscópio que tinha descoberto, juntamente com outras descobertas bacterianas. Anton Leeuwenhoek era um alfaiate e retroseiro que fabricou a sua lente de grande aumento para examinar peças de vestuário de lã e seda na sua loja, mas também examinou outros materiais, como fezes e esgotos, e registou as suas descobertas em animais.

As espécies de Giardia colonizam as células epiteliais do duodeno e do jejuno. O parasita é transportado com as fezes para o intestino grosso, onde se formam os quistos infecciosos.

A giardíase está disseminada em locais com más condições sanitárias e de higiene. A doença é transmitida por via fecal-oral e afecta todos

os grupos etários.
A doença clínica está associada à má absorção de ingesta do trato gastrointestinal e reveste a camada epitelial com um grande número de parasitas que comprometem as microvilosidades. A suscetibilidade está relacionada com a virulência, o tamanho do inóculo, a produção de ácido HCL gástrico e o estado imunitário.
Os sintomas são diarreia com um início súbito 1-3 semanas após a ingestão de alimentos ou bebidas contaminados. Os doentes apresentam dores abdominais com cólicas, flatulência, febre baixa, náuseas e vómitos. Os doentes recuperam no prazo de 1-4 semanas e o diagnóstico depende da deteção de quistos ou grafozoítos nas fezes.(2) p582 (5) p285.

LEISHMANIASIS:

As espécies de Leishmania são parasitas intracelulares obrigatórios dos tecidos dos mamíferos, e sabe-se que várias espécies causam doenças nos seres humanos. Estima-se que 12 milhões de pessoas nas regiões tropicais e subtropicais sejam afectadas por esta doença. Todas as espécies são morfologicamente idênticas e as espécies etiológicas são:

1. A Leishmania tropica provoca uma úlcera cutânea localizada, conhecida como úlcera oriental.
2. A Leishmania Mexicana causa uma lesão semelhante conhecida como ulcus chiclero
3. A Leishmania brasilensis é o agente causador da forma mucocutânea.
4. A Leishmania donovani é o agente causador do calazar, uma doença visceral caracterizada por episódios irregulares de febre, inchaço do baço e do fígado, anemia progressiva e emaciação.

Outra forma é uma doença desfigurante - a forma cutânea, que afecta a pele e é conhecida como úlcera oriental e encontra-se em 88 países em todo o mundo. Se não for tratada, a doença é fatal. A doença é transmitida por moscas da areia do género Phlebotomus
A prevenção depende do controlo do mosquito-da-areia e existem preparações à base de antimónio para tratar os casos.

KALA- AZAR:

A doença é causada pela Leishmania donovani e ocorre em países tropicais e subtropicais. Os roedores são o reservatório e a doença pode ser aguda e frequentemente fatal nos seres humanos.

Na Eurásia e na América Latina, o cão é o principal reservatório. O parasita multiplica-se nas células dos órgãos internos e provoca o aumento e a atrofia dos órgãos afectados.
Os sintomas aparecem 3 a 12 meses após a inoculação e há uma febre súbita ou gradual que dura 2 a 8 semanas, cede e reaparece. Há diarreia - esplenomegalia extensa - linfadenopatia - hepatomegalia e edema - pigmentação da cabeça e do rosto em doentes de pele clara. Nas últimas fases, surgem anemia, trombocitopenia e hemorragias petequiais(2)584-585 (5)286-287.

COCCIDIOIDOMICOSE:

Esta doença é causada pelo Coccidioides immitis, um fungo do género protozoário do grupo Deuteromycota, que produz esporos e provoca uma doença semelhante à gripe com tosse seca, dores no peito e febre alta quando inalado.
A doença é transmitida pelo ar através de esporos provenientes de bovinos, ovinos e outros animais. Muitos casos são auto-limitados e apenas alguns progridem para afetar as meninges da medula espinal.

BABESIOSE:

Trata-se de uma doença animal febril, transmitida por carraças, causada pelo género Babesia e caracterizada por uma hemólise extensa dos glóbulos vermelhos, que conduz a uma anemia hemolítica - hemoglobina ureia e iterícia. A infeção com babesia e theleria é conhecida como piroplasmose. As infecções significativas por babesia ocorrem em bovinos, cavalos e cães.

BABESIOSE DO CÃO:

A B. canis e a B. gibsoni causam doença em cães. A B. canis foi registada em África, na Ásia, no sul da Europa, na URSS, na América Central e do Sul e em algumas partes dos EUA.
A B. gibsoni está limitada à Índia, Ceilão, Japão e partes da China.
Os cães domésticos são susceptíveis a ambas as espécies, ao passo que as raposas e os lobos são susceptíveis à B. gibsoni.
A B. canis é transmitida por carraças dos géneros Rhipicephales - Dermaceentor - Hyalomma e Hemaphysalis. A B. gibsoni é transmitida por Hemaphysalis e Rhipicephalus. A transmissão transovariana ocorre em algumas espécies e o organismo pode passar de uma geração para a seguinte, desenvolvendo-se um estado de portador nos cães após a recuperação da infeção.
Os sintomas variam desde febre baixa durante alguns dias antes do

início da anemia até uma doença aguda com febre alta súbita, hemoglobinúria e iterícia. Em alguns casos, o trato gastrointestinal pode ser afetado, com manifestações de estomatite, gastrite e enterite com uma forma predominante respiratória e circulatória caracterizada por edema.
O diagnóstico é simples e depende de achados clínicos e da identificação microscópica de espécies de Babesia em amostras de sangue.
Os cães recuperados podem ter imunidade que pode durar até 2 anos e o controlo depende do controlo das carraças nos cães, ou seja, do diagnóstico precoce e do tratamento precoce da infeção.
É fácil para os donos de cães remover as carraças com as mãos e aplicar um acaricida adequado para evitar a reinfestação.(3) p 585. (5)166-172.

DOENÇAS PARASITÁRIAS DO CÃO:

TUBARÃO:

Dois ancilostomídeos - Ancylostoma duodenale e Nector americanus - são comuns nas regiões tropicais e subtropicais. As duas espécies produzem ovos indiferenciados, de paredes finas, que eclodem no solo, e as larvas mudam de muda antes de se tornarem infecciosas.0 Penetram na pele desgastada, entram na corrente sanguínea, migram e fixam-se na mucosa do intestino delgado. Os parasitas alimentam-se de sangue e migram, deixando uma úlcera hemorrágica que provoca anemia A larva do ancilóstomo do cão A. caninum penetra na pele sem migrar mais.
A doença clínica pode ser assintomática, dependendo da carga do parasita no organismo. Os sintomas incluem uma erupção cutânea eritematosa no local da injeção, entre os dedos dos pés, com inchaço. Os pulmões podem ser afectados e as larvas migratórias provocam tosse, pieira e febre ligeira. Ocorre dor epigástrica e peristaltismo abdominal, bem como anemia.(4) p589- (5) 166-172.

ECHINOKOKKOSE:

Esta doença é causada por uma ténia do cão e de outras espécies caninas, sendo o ser humano normalmente um hospedeiro intermediário. A doença é causada por Echinococcus granulosus e a doença humana é causada por E. multilocularis, e o verme adulto é encontrado nos intestinos dos cães.
A camada germinativa contém cápsulas largas que crescem para

dentro da cavidade do quisto. Essas cápsulas largas desenvolvem novos escólices e formam cistos filhos na cavidade. O cisto prejudica a função do órgão.

Epidemiologicamente, distinguem-se duas formas da doença

1. A equinococose do pastor ocorre na Austrália, Nova Zelândia, África, Médio Oriente, Europa Central e América do Sul. Os cães são infectados ao comerem intestinos crus contaminados de ovelhas abatidas, os humanos ingerem os ovos do pelo dos cães e as mãos contaminadas com ovos espalham a infeção através dos alimentos.
2. **Equinococose silvestre:**

Esta espécie encontra-se no Alasca e no oeste do Canadá. Os lobos são o hospedeiro definitivo e desenvolve-se um ciclo de pastagem nos cães através do consumo de miudezas infectadas

Nos seres humanos, os sintomas dependem da localização e do tamanho do quisto. A maioria dos casos é assintomática, e os casos podem permanecer não detectados durante 5-20 anos.(3) p225 (5) p291.

TOXOCARA canis:

Trata-se de um nemátodo canino que também pode infetar os seres humanos. As larvas eclodem no intestino delgado e penetram na parede intestinal, mas não conseguem completar o seu ciclo migratório e podem atingir outras partes do corpo - larva migrans visceral. As larvas podem chegar aos olhos e causar danos na retina, levando à deficiência visual.

A incidência nos cães é elevada, atingindo 80% nos cachorros e 20% nos cães adultos. Nos seres humanos, as crianças com idades compreendidas entre 1 e 6 anos são afectadas com particular frequência. Qualquer órgão pode ser afetado pelo T. canis, levando a hemorragia, necrose e formação de granulomas. Os pulmões, o coração, o fígado, os músculos, o cérebro e os olhos são afectados pelo parasita.

A doença nas crianças varia de assintomática a grave com eosinofilia persistente. A infeção moderada caracteriza-se por febre e hepatomegalia e a doença grave conduz a esplenomegalia, infiltração pulmonar, asma, defeitos neurológicos e convulsões.(2) p579-580.

TAENA-SPEZIES:

A Taenia saginata é transmitida através da carne de vaca, enquanto a T. solium está associada ao consumo de carne de porco. O ciclo de vida da Taenia é muito simples. A T. saginata infecta o homem e o gado é o hospedeiro intermediário. O parasita tem 4-6 metros de comprimento e ocupa uma parte considerável do lúmen intestinal.

A infeção está disseminada no Médio Oriente, no Quénia, na Etiópia, na Jugoslávia, em partes da URSS e na América do Sul.

A maioria dos casos é assintomática e os doentes têm consciência de que as proglótides passam durante a defecação. Alguns doentes sofrem de dor epigástrica, diarreia, náuseas, irritabilidade e perda de peso.

A ténia do porco é causada pela T. solium, que se encontra disseminada na maior parte do mundo. A infeção primária nos seres humanos é semelhante à da T. saginata. No hospedeiro intermediário, a infeção ocorre sob a forma de quistos viáveis no cérebro, no coração, nos olhos e nos pulmões, servindo o homem como hospedeiro intermediário. A morte do parasita leva a complicações neurológicas. No T. solium, os ovos podem eclodir no hospedeiro humano e formar cisticercos que causam a doença epileptiforme e a cisticercose cerebral.

DOENÇAS FÚNGICAS:

Os fungos são microrganismos eucarióticos omnipresentes, e 15 géneros e 100 espécies estão implicados em doenças humanas

MICOSE SUPERFICIAL: (micose).

A doença afecta a camada de queratina da pele e a infeção é menos uma ameaça do que um problema cosmético.

1. Tricófito
2. Espécies de Microsporum.
3. Epidermófitos

Estes fungos são conhecidos como dermatófitos e infectam estruturas de queratina, por exemplo, o estrato córneo - cabelo e unhas - com baixa virulência e um fator que presumivelmente decompõe a queratina.

A dermatofitose é conhecida como micose e é designada por tinea:

1. A tinha-cabra afecta o cabelo e as unhas.
2. A tinha baibae afecta o rosto.

3. Tinea corporis - tronco do corpo.
4. Tinha cruris - zona das virilhas.
5. Tineapedis - os pés.
6. Tinea unguim - as unhas.

Os sintomas incluem descamação da pele, perda de pelo, comichão e pele vermelha e elevada nas áreas infectadas. A doença pode ser transmitida através do solo ou através de cães, gatos e outros animais de estimação (5) p. 195

BLASTOMYCOS :

Trata-se de uma micose sistémica que afecta os pulmões, a pele e os órgãos viscerais. É causada por Blastomyces dermatidis, e o crescimento do fungo no tecido leva a uma reação inflamatória mista com infiltração de neutrófilos e macrófagos no local da infeção e à formação de granulomas.

Os sintomas são:

1. A blastomicose pulmonar primária é ligeira e difícil de diagnosticar.
2. Desenvolve-se uma doença pulmonar avançada que se assemelha à neoplasia, à tuberculose e a outras micoses. Há tosse com febre e dores no peito.
3. As lesões coetâneas primárias ocorrem nas membranas mucosas com necrose e fibrose extensas e podem levar à mutilação.
4. As micoses disseminadas levam à osteomielite, que afecta a pele e as vísceras, o trato urinário, os órgãos genitais e, nos homens, a próstata.

A doença tem pouca importância epidemiológica e o fungo ocorre naturalmente no solo e na matéria em decomposição, pelo que as pessoas que trabalham ao ar livre são mais susceptíveis.(2)p570-(5)p201.

HISTOPLASMOSE:

Trata-se de uma infeção pulmonar auto-limitada. É causada pelo Histoplasma capsulatum, que se encontra no solo, e a maioria dos casos é causada pela inalação de conídios do solo contaminado com fezes de aves. O fungo causa uma infeção focal nos pulmões com a formação de granulomas.

O fungo propaga-se através do sistema reticuloendotelial.

Na histoplasmose primária, desenvolve-se uma síndrome

semelhante à gripe durante várias semanas e o centro de infeção cicatriza, formando uma lesão calcificada.
Na histoplasmose disseminada, são afectados os pulmões, o fígado, o baço e a medula óssea. Há febre, suores noturnos, perda de peso e tosse produtiva com aumento dos órgãos reticuloendoteliais.(2)569- (5) p200.

KRYPTOKOKKOSE:

É uma doença progressiva de doentes imunocomprometidos com meningite causada por Cryptococcus neoformans. A doença é desencadeada pela inalação de células ou esporos de leveduras, pelo que o organismo inalado forma um centro primário de infeção com gânglios linfáticos aumentados.
A maioria das infecções é refractária com cura imediata e, se a infeção não se resolver, a doença continua a propagar-se0 A resposta inflamatória depende do estado de imunidade O fungo está encapsulado e não desencadeia uma resposta de anticorpos. O fungo não tem toxinas e existe uma enzima que pode ser um fator de virulência eficaz.

Achados clínicos:

A doença primária é assintomática ou ligeira e não é diagnosticada, e as lesões coetâneas primárias são raras.
A meningite criptocócica é a principal forma da doença, com um início lento e sintomas distintos, como dores de cabeça frontais intensas, irritabilidade e confusão mental, seguidas de febre e rigidez.
Podem ocorrer convulsões - papiledema e sinais de nervos cranianos, e 50% dos doentes apresentam lesões neurológicas, e o fungo pode ser isolado do solo e de excrementos de aves(2) p571.

ASPERGILOSE:

Esta doença é causada por 150 espécies de Aspergillus, sendo as espécies mais importantes Asprigillus fumigates, A. flavus, A. niger e A. terreus. O fungo cresce com sucesso em meios artificiais com conídios nas cores branca, bege, verde e preta.
A aspergilose vai desde a alergia à infeção, sendo a doença causada pela inalação de conídios e pela aspergilose broncopulmonar:

1. Tipo alérgico em que existe uma alergia e a presença de conídios não pigmentados nos brônquios e 10% dos doentes têm asma.
2. Tipo não invasivo com germinação de conídios e crescimento

de hifas nos brônquios ou pulmões com desenvolvimento de bronquite e eosinfilia.

3. O tipo invasivo ocorre quando as hifas invadem os brônquios ou os pulmões e conduzem a uma inflamação crónica com infeção difusa noutros órgãos.

ASPERGILLOMA:

Trata-se de uma doença não invasiva com uma massa granulomatosa de hifas com 2 cm de diâmetro. Ocorre nos pulmões, em cavidades formadas por infecções tuberculosas, e os vasos sanguíneos afectados podem causar hemoptise fatal

Na asprgilose disseminada, o fungo espalha-se para muitos órgãos e os sintomas são tosse, febre, suores noturnos, perda de peso e mal-estar.

A aflatoxina causa toxicose nos animais e nos seres humanos.(2)p 572.

ZIGMICOSE:

A doença é conhecida como fitomicose e mucormicose e é causada por Zygomycetes e Mucor - Rhizopus e Absidia são os agentes patogénicos

Os fungos invadem o trato respiratório superior e as hifas invadem o cérebro, o que pode levar a dores de cabeça frontais intensas, cegueira e infeção pulmonar progressiva. A doença é rapidamente fatal e os zigomicetas estão omnipresentes no ambiente, pelo que os doentes imunocomprometidos e diabéticos estão particularmente em risco.

SEM TRICHINELESS:

A triquinose é uma infeção por Trichinella spiralis, que se encontra disseminada por todo o mundo e é mais comum nos seres humanos em países temperados. Os carnívoros selvagens e os seres humanos são afectados.

O parasita é transmitido diretamente de hospedeiro para hospedeiro. As larvas dos músculos ingeridos desenvolvem-se em adultos vivíparos no intestino delgado no espaço de 5 dias. As larvas propagam-se através da corrente sanguínea e formam quistos nos músculos, que permanecem viáveis durante vários anos e podem sobreviver durante 2-3 meses na carne ou nas cenouras.

No ser humano, as dores musculares são causadas pelas larvas que se implantam. A miocardite, a meningite e a encefalite ocorrem e podem ser fatais. A miosite generalizada está associada a larvas que se instalaram recentemente nos músculos e à formação de quistos.

O controlo depende da inspeção da carne - congelação prolongada e cozedura adequada da carne potencialmente infetada e higiene dos utensílios de cozinha(5) p301.

DOENÇAS DE ECTOPARASITAS:

TOXICOSE TRANSMITIDA POR CARRAÇAS:

Paralisia da carraça e doença do suor.

Ambas as doenças são causadas pela ingestão de toxinas da saliva das carraças.

A paralisia da carraça é uma paralisia flácida ascendente transmitida por carraças e é a resposta do hospedeiro à ingestão continuada destas toxinas. A doença resulta de uma perda de acetilcolina nos locais neuromusculares. A paralisia por carraças é comum em todo o mundo e afecta seres humanos, bovinos, ovinos, caprinos, cavalos, gatos, cães e aves de capoeira.

Achados clínicos:

Os primeiros sinais são vagos, mas são seguidos de um comportamento agressivo com ligeiras perturbações motoras quando o animal tenta levantar-se e mover-se. Posteriormente, ocorre uma paralisia flácida ascendente com arrastamento dos membros posteriores e posição supina, e a morte ocorre por paragem respiratória.

PULGAS (Siphonatera) Esta pulga provoca irritações graves através da sua picada e serve de hospedeiro intermediário para a ténia Diphlidium caninum nos cães.

As pulgas são pequenos seres sem asas, com patas achatadas lateralmente, adequadas para saltar. Alimentam-se vorazmente de sangue e consomem mais sangue do que o necessário (anemia). Os ovos são postos por uma fêmea que cai no chão e eclodem em larvas que vivem nas lêndeas. O animal adulto eclode.

As pulgas alimentam-se 4-5 vezes por dia e podem facilmente passar para outros animais e atuar como vectores de muitas doenças, como a peste e o tifo endémico.

A pulga terrestre Tunga penetrans é comum nos seres humanos nas regiões tropicais, desde a América até África e às Índias Ocidentais. A pulga fêmea penetra na pele do hospedeiro, onde os seus ovários se desenvolvem e se transformam num saco de ovos que aumentam de tamanho, causando ao hospedeiro dor aguda e irritação com ulceração secundária. Os ovos são depositados através de um orifício na pele do hospedeiro.(3) p285.

MITES:

São pequenos parasitas de vida livre nos animais que causam a sarna. O ciclo de vida é semelhante ao das carraças - ovo, larva, ninfa e parasita adulto. Estas fases alimentam-se da epiderme do hospedeiro e podem penetrar sob a pele nos folículos pilosos.

Os ácaros propagam-se por contacto direto entre animais, e a sarna pode ser sarcóptica, psoróptica, corióptica e demodécica, sendo uma das doenças mais comuns dos camelos, cabras, ovelhas e porcos.(3) p279.

PARA ALÉM DO ESPELHO NEGRO.

a\ ZOOPHILIA.

b\ Histórias de sexo de raparigas.

ZOOFILIA (segundo a Enciclopédia Wikipédia).

A zoofilia é uma parafilia que envolve a atividade sexual entre humanos e animais. A palavra zoofilia deriva do grego. (zoo: animal e philia: amor). Philia também se refere a uma tendência para amar os animais. O sexo com animais é permitido em alguns países, noutros a bestialidade é ilegal ao abrigo das leis sobre crueldade para com os animais e crimes contra a natureza - (9)

Zoofilia - a bestialidade e a zoosexualidade são definidas como:

Zoofilia: Actos sexuais entre humanos e animais.

Zoosexualidade: o termo zoosexual é utilizado como um termo neutro em termos de valores para descrever actos zoosexuais e descreve a orientação sexual que se manifesta como uma relação romântica ou emocional

CERTEZA:

Os investigadores distinguem entre zoofilia, que descreve o desejo de relações sexuais, e bestialidade, que apenas descreve o ato sexual. Kinsey afirma que 8% dos homens e 3,6% das mulheres já tiveram relações sexuais com animais na sua vida.

Várias fontes discutiram a zoofilia e examinaram a natureza da mente, da consciência, da perceção e das emoções dos animais, sendo classificada como parafilia, e a OMS considera-a como outras actividades de desempenho sexual...(15 29)

O Thr Journal of Forensic and Legal Medicine (Vol. 18, fevereiro de 2011) refere que o contacto sexual com animais quase nunca constitui um problema clínico significativo, sendo mencionados vários tipos de zoofilia:

1. Zoofilia romântica.
2. Fanaceis zoofílicos.
3. Zoófilos tácteis.
4. Zoófilos fetichistas
5. Zoófilos sádicos.(10)

A zoofilia pode ter origem em experiências de infância - abuso sexual ou falta de outras oportunidades de expressão sexual. O desejo exclusivo por animais e não por seres humanos é considerado uma parafilia rara, e as pessoas afectadas têm frequentemente outras parafilias(19).

Os estudos datam de antes de 1910 e a investigação começou em 1960, tendo muitos autores chegado às seguintes conclusões:(20)

1. A maioria dos zoófilos tem relações humanas duradouras e os parceiros zoossexuais são cães ou cavalos.
2. As emoções zoófilas e o cuidado com os animais podem ser genuínos, relacionais e autênticos e não são apenas um substituto ou um meio de expressão.
3. A sociedade não está informada sobre a zoofilia, e os danos sociais causados por mal-entendidos sobre a zoofilia são grandes. Beets descreveu o fenómeno da zoofilia e da bestialidade como crime, parafilia e amor (20-11).

Exemplos históricos deste comportamento estão registados na Bíblia. Numa pintura rupestre datada de, pelo menos, 8000 a.C., no norte de Itália, é mostrado um homem prestes a penetrar num animal, o que alguns interpretam como uma demonstração de poder por parte de um chefe tribal.

A bestialidade era aceite em algumas culturas indígenas da América do Norte e do Médio Oriente. As relações sexuais entre humanos e animais não eram raras entre certos nativos americanos.(12-21-36-26- 44- 49)42-42-

PONTOS DE VISTA RELIGIOSOS:

todos os animais e contaminar-se com eles

Além disso, nenhuma mulher se deve entregar a um animal para se deitar com ele. É uma perversão RSV e 20 15-16 diz: (se um homem se deitar com um animal - ele será morto e tu matarás o animal). Se uma mulher se aproximar de um animal e se deitar com ele, matarás a mulher e o animal - serão mortos e o seu sangue ficará sobre eles.

A RSV é citada e citada por teólogos judaico-cristãos e muçulmanos como uma condenação da bestialidade.(42- 28)

ESTATUTO JURÍDICO:

Em muitos países, todas as formas de actos zoófilos são proibidas. A lei sobre pornografia extrema proíbe imagens que mostrem uma pessoa a praticar ou a aparentar praticar relações sexuais ou sexo oral com um animal vivo ou morto. Alguns países, como a Bélgica, a Alemanha e a Rússia, estão algures no meio: permitem actos sexuais com animais mas proíbem a publicidade de pornografia relacionada com animais.

A pornografia que envolve sexo com animais é largamente ilegal, mesmo na maioria dos países onde o ato em si não é explicitamente proibido. Nos EUA, a pornografia zoófila é considerada obscena se não cumprir as normas do teste Miller. O material sobre sexo com animais está amplamente disponível na Internet porque é fácil de produzir(28).

SAÚDE E SEGURANÇA:

As infecções transmitidas dos animais para o homem são conhecidas como zoonoses ou doenças transmissíveis, que são causadas por contacto acidental ou outras actividades em que o homem entra em contacto com sémen, fluido vaginal, urina, saliva e sangue de animais. As reacções alérgicas são possíveis em actividades de alto risco.

Os defensores dos zoófilos argumentam que o "consentimento" é irrelevante porque as práticas humanas como a caça, os testes laboratoriais, a inseminação artificial e o abate de animais para carne não estão ligadas ao consentimento do animal.

- O PROCESSO DE ACASALAMENTO DOS CÃES:

Vale a pena ter uma ideia do acasalamento natural dos cães e não ter vergonha de perguntar sobre a imagem que é criada durante este exercício sexual.

O acasalamento de cães assegura a regeneração dos cães e o desenvolvimento de uma raça excelente. Durante o acasalamento, os cães machos e fêmeas são mantidos juntos por um fenómeno cinológico natural, e os esforços para separar os cães neste momento conduzem a um trauma grave - interrupção da cópula. As fêmeas acasalam durante o ciclo do cio, mas os machos acasalam em qualquer altura. A cadela escolhe um cão e levanta a cauda de lado para que o potencial companheiro a possa montar. Após a penetração, o cão vira-se e ambos são amarrados pelas nádegas.

A cópula canina difere da humana na medida em que não requer uma ereção. O pénis do cão tem um pequeno osso no pénis, conhecido como ossa peniana (baculloma), que ajuda a penetração e o mantém ereto. Após a penetração, os cães ficam colados um ao outro (o vínculo de acasalamento canino), que dura 30 minutos e termina quando o pénis do cão volta a ficar flácido e atinge o seu tamanho original.

No entanto, os acasalamentos garantem a sobrevivência da cadela e é necessário preencher os requisitos para o estatuto de super-foda da cadela.

Cito as seguintes histórias de raparigas que tiveram experiências sexuais com os seus cães de estimação, e é muito difícil formar uma opinião sobre até que ponto a ligação entre humanos e animais de estimação continua a ser forte, mas temos de considerar a possibilidade de nos depararmos com uma série de doenças mortais à medida que o sentido humano se desvanece e se extingue.

A primeira história conta: "Olá a todos, aqui é a Rebel, só quero perguntar a vocês que têm muito interesse em ver filmes xxx e álcool. Tenho um cão em casa e depois de ver filmes de sexo com animais também tentei ter sexo com o meu cão, mas depois de algum problema fiz isso muitas vezes, o problema é que não tenho menstruação este mês e também sinto mudanças em mim. Tenho medo de estar grávida?

- A resposta é curta e isso pode ser um sinal de uma falsa gravidez - falsa, mas vamos concordar que engravida da sua cadela, quem vai consultar para os médicos ou veterinários e após o período de gravidez, como é que a sua o bebé vê um monstro????

segundo andar reflecte uma

Cama. Não é chocante que muitas mulheres e raparigas tenham relações sexuais com animais

Ela acredita que o seu cão é o seu melhor amigo e mais leal do que qualquer homem, pois é indiscutível e está sempre à disposição. Os cães machos estão prontos para o sexo em qualquer altura e em qualquer lugar, e não comunicam com outros

cães para fazerem os seus exercícios.
Os cães são atraídos pelo odor vaginal natural e fazem sexo oral eletrizante melhor do que os homens porque a língua do cão é bastante longa e modulada e dá uma boa sensação.
Sexo vaginal com cães . eu costumava mudar o meu clean não pode engravidar uma fêmea e permite atingir o orgasmo até sete vezes
*Outra mulher descreve as suas respostas pessoais e
Tenho 26 anos e vivo sozinha no meu apartamento com o meu enorme Pastor Alemão adulto, que tem quase 1 metro de altura e 1 metro de comprimento.
O problema começou na semana passada, quando voltei do trabalho tarde da noite e fui diretamente para o banho. Costumava mudar de roupa com a porta aberta e andar nu em frente ao meu cão sem olhar para ele.... Depois de ter terminado o banho e enrolado o corpo numa toalha, o cão seguiu-me até ao quarto. Não fechei a porta porque não havia nenhum corpo disponível e nunca pensei que ele me fosse montar.
O cão entrou no meu quarto, sentou-se ao meu lado e começou a lamber-me os dedos dos pés e a cheirar a minha vagina, olhando para mim.
Saiu do quarto e fechou a porta.
No dia seguinte, ao pequeno-almoço, veio e meteu a boca na minha saia e começou a cheirar as minhas cuecas e, quando lhe dei um estalo, começou a ladrar.
Procurei na Internet e descobri que ele já é adulto e não consegui encontrar uma fêmea adequada da sua raça para acasalar com ele.
Agora estou aterrorizada.
Montar-me???? Devo permitir que ele me monte durante algum tempo, mas tenho medo de o tornar um hábito.
*Por favor, deixem os vossos conselhos e ajuda.
***ANSWERS**:
Contém muitas bactérias e não o deixes montar em ti. Vais ficar doente ou com algum tipo de DST se ele tentar montar em ti, masturba-te novamente
O seu comentário:
Obrigado, segui o seu conselho 2 dias antes da sua resposta e resultou... masturbei-o e agora tenho uma bengala que uso para o

castigar quando ele tenta abusar de mim. E sim, eu tinha parado

@Resposta:

Deve despir-se à frente dele e esperar pela sua reação, mas deve brincar com ele enquanto está nua e pegar nos seus seios e dizer-lhe para os lamber também. Deve comprar um preservativo para o seu cão e pode também ter relações sexuais com ele. Se fizerem sexo, o desejo dele vai diminuir e ele não a vai incomodar. Acho que gostas quando ele te lambe porque te dá prazer.

com ele diariamente se quiser ter mais prazer, mas tem de usar um preservativo???? @Resposta:

Mas como é que o raio do cão lambe algo que é destinado aos homens? Se queres mesmo que te lambam a racha, tens de ir para os machos humanos. Os cães nunca vão apreciar uma mercadoria como a tua. É uma . ..

Quero dizer, é inaceitável que um animal inferior desfrute do facto de os machos humanos terem direito a isso ----------------------- cão atrasado?

@Resposta:

Isto é um cão? Não permita que ele a lamba aí e, definitivamente, não permita que ele a monte. Isso tornar-se-á um hábito e ele é um animal que quer acasalar. Isto é um cão. Já estás assustada. Livra-te do cão agora????

*outras respostas curtas são:

*Crueldade com os animais e trollagem.

*Não, mas mesmo que o fizessem, a sua pergunta continuaria a cheirar a fantasia total?

REFERÊNCIAS:

LIVROS DIDÁCTICOS

1. Emergency Diseases of Livestock Vol 1 FAO 1984.
2. thMicrobiologia Médica - David Greenland - Richard CB Stack - John E. Peuterer - 15 edição de 1977.
3Handbook on animal diseases in the tropics - British Vet. Ass.- 1976.
4. Fundamentos de Microbiologia - I. Edward Alcamo - 2000.
5. Microbiologia: David Kingsbury. Gerald Wagner - 1990.
6. The Complete Dog Book - Howell Book House - 1992 ISBN 087605-464-5.
7. O livro completo do cão:Rosmussen-G S A- Abril1999. Criação de animais de quinta por cães de caça pintados.
8. Alderton.David- 1984.The Dog.-Charlwel Books ISBN 089009-786-0.
9. Silicone. Frank-2010. o Manual Int. de abuso e crueldade animal - teoria - investigação e aplicação ISBN978-1-55753-565-8.
10. Aggrawal. Anil.-2011. a new classification of zoophilia - J. of forensic medicine 18(8) 73-8.
11. Anil Aggrawal: Google Books 2008-12-22 Aspectos forenses e médico-legais dos crimes sexuais e práticas sexuais invulgares ISBN978085785229.
12. Aggrawal Anil - 2009. referências a parafilias e crimes sexuais na Bíblia. J. of forensic medicine 16 (3) 109-14.
13. A. Malaga- Alba: Ecological contexts of rabies in wild animals. Simpósio Internacional sobre Raiva p. 235-259.
14. Acha-Pedra N.: Epidemiologia da raiva bovina paralítica e da raiva dos morcegos. Bull of Int Epiz. -1967- S. 343-382.
15.
16. Bamerges. A K: Incidência e diagnóstico da raiva na Nigéria. Bull. Epiz dis Afr. -1970 p53-56.
17. Bell. J F: Abortive rabies infection - J. of inf dis -1964 vol114 p249-257.
18. Bell. JF: Raiva abortiva. Simpósio do Fórum Internacional sobre Raiva. 1955 p. 167.

19. Livros\ Google co UK: má conduta sexual. P391.
20Beetz -2002- Secção 5-24 5-25.
21. Cambridge illustrated history of pre historical arts p. 188.
22. Chalmers A.W. & G.R. Scott: Ecologia da raiva. J. of tropical animal health and production - 1965.
23. Dawey.T. e S. Bagat 2002: Diversidade animal.
24. Druzkova. As.-Thalman O-2013: Análise do ADN antigo confirma que o canídeo de Auai é um cão primitivo. Polsone 8(3): e 57754.
25Elart.Glenn- Timothy Condon -2003-Frequency range of hearing in dogs- the physics face book 22 Out 2008.
26. Enciclopédia do sexo feminino - p. 298.
27. Hagan WA: Doenças infecciosas dos animais domésticos p769.
28. Howard Fischer: "Os legisladores querem proibir a bestialidade" - Diário de Notícias - 28\3\2006.
29. Classificação Estatística Internacional de Doenças e Problemas Relacionados com a Saúde - maio de 2012.
30. Página do relatório normalizado ITIS (canis familiarus domesticus Dez.2010.
31. Relatório ITIS: Canis lupus familaris - sistema de informação taxonómica integeratef. abril de 2010.
32. Jenkin.M.% W.Womberg: Rabies discovered in Greenland.J.Amer. Vet. Med. Ass.1966-p137-183.
33. Johnson AN.: Vírus da raiva. Procedimentos de diagnóstico de doenças virais e rickettsiais.
34. Katz. Jon-2003- The New York of Dogs-NY Vilard Books.ISBN 0-375-76055-5.
35. Meister: A Pré-História da Bestialidade - Documento de 1952.
36. Espécies de mamíferos do mundo. Bucknell edu. Ret10\82010.
37. Espécies de mamíferos do mundo - Bucknel edu.2005-ret.12\3\2012.
38. Math wick.-M.A.W. et al. J. Int. Med.-1972 Vol.75 No6 p931-941.
39. Relatório da Comissão de Inquérito sobre a Raiva. Relatório finalScotland - junho de 1971.

40. Owalodum: Raiva em bovinos nos estados do norte da Nigéria. Bull. epiz. Dis.- Afr.-1968 p425-427.
41. Power-Emme-2008: Famílias felpudas - uma família humano-cão através do lar - Geografia Social e Cultural 9(5)535555.
42. Posse de imagens de pornografia extrema - Lei da Justiça Penal e da Imigração (2008) - Secção 63.
43. Richard Duberman- Kinsey Institute org. kinsey urethra- The Nation-3Nov.1997 p40-43.
44. Ciência- Assistência Social Online org. UK Bestialidade\ Zoofilia- Um fenómeno pouco estudado entre a criminalidade- Parafilia e o amor.
45. Smith PC: Isolamento do vírus da raiva de uma pele voadora na Tailândia - Nature 216- p384.
46. Smith P.C: Raiva enzoótica em roedores na Tailândia Nature2170- p954.
47. Serpel- James 1995: The domestic dog, its development - behaviour and interaction with humans - Cambridge UK press ISBN 0-521-42537-9.
48. Schwabe- Calvin W.-1979: Unmentionable Cuisine Charlottesville: University Press of Virginia.ISBN0-8139-1162- 1 p173.
49. Talatesva Don C- Leo William 1942- The Autobiography of a Hopi Indian. Yale University Press, p. 78.
50. Walker V.C.R.:Rabies today man and beast- The Canadian vet journal vol 10-1968.
51. West G.P.: Rabies in animals and humans - 1972, Newton Abot.
52. [th]OMS: Comité de Peritos sobre a Raiva 5 relatório - 1966.

Índice

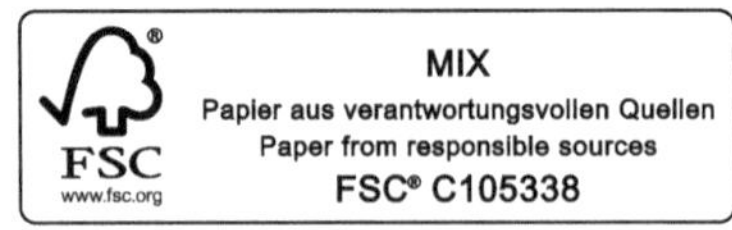

Printed by Books on Demand GmbH, Norderstedt / Germany